W0413360

INHALT

1 WAS IST MSM: METHYLSULFONYLMETHAN?

Schwefel ist ein wichtiges Element, das der Körper für viele lebenswichtige Funktionen benötigt. Die Ägypter und Chinesen erkannten bereits 5000 v. Chr. die heilende Wirkung und setzten Schwefel nicht nur als Arzneimittel ein, sondern nutzten ihn zur Desinfektion von offenen Wunden oder sonstigen Verletzungen.

Der menschliche Körper besteht zu 0,2 % aus Schwefel, der vorwiegend durch die Nahrungsaufnahme beeinflusst wird. Aus diesem Grund sollte auf eine ausreichende schwefelhaltige Ernährung geachtet werden, um den Körper gesund und somit leistungsfähig zu halten.

Schwefel befindet sich in vielen verschiedenen eiweißhaltigen Nahrungsmitteln, wie z. B. Eiern, Fisch, Fleisch oder Nüssen.

In vielen Fällen jedoch reicht die normale Ernährung für eine ausreichende Aufnahme vom lebenswichtigen Schwefel nicht mehr aus und bedarf einer zusätzlichen Zufuhr durch ein Nahrungsmittel-ergänzungspräparat. MSM ist ein Nahrungsergänzungsmittel, das die organische Schwefelverbindung Dimethylsulfon enthält und der Gruppe der Sulfone angehört.

Als zusätzliches Nahrungsergänzungsmittel wird es unter dem Namen Methylsulfonylmethan, kurz MSM, für eine zusätzliche Schwefelzufuhr des Körpers für Menschen und Tiere genutzt.

Entgegen vieler Meinungen der medizinischen Fachpresse, herrscht unter der Bevölkerung ein weitverbreiteter Schwefelmangel, der zu erheblichen körperlichen Beschwerden führen kann. Wer auf Dauer zu wenig Schwefel zu sich nimmt, leidet häufig unter Gelenkbeschwerden, Niedergeschlagenheit, Durchblutungsstörungen, brüchigen Nägeln, glanzlosen Haaren, oder einer fehlenden Leistungsfähigkeit, die für die Bewältigung der Aufgaben im täglichen Lebensalltag unbedingt benötigt wird. Betroffene klagen oftmals über eine ständige Niedergeschlagenheit, die die Lebensqualität erheblich beeinträchtigt.

Durch die Einnahme von MSM (Methylsulfonylmethan) kann ein bereits bestehender Schwefelmangel des Körpers nicht nur effektiv ausgeglichen, sondern auch präventiv verhindert werden.

Im deutschsprachigen Raum steckt die Erkenntnis zur positiven Wirkung von MSM noch in den Kinderschuhen, während man in den USA bereits seit mehr als 20 Jahren in mehreren wissenschaftlichen Studien positive Ergebnisse und Heilungserfolge bei den jeweiligen Studienteilnehmern verzeichnen konnte.

Eine beeindruckende Studie zur Wirkung von MSM auf Schmerzpatienten wurde von Prof. Stanley W. Jacob, einem Direktor einer Schmerzklinik in Portland, veröffentlicht. Während dieser Studie, die sich über einen Zeitraum von 20 Jahren erstreckte, konnte mehr als 70 % der 18.000 beteiligten Patienten mit der regelmäßigen Einnahme von MSM-Präparaten zu einem schmerzfreien Leben verholfen werden. Dabei wurden mehrere Dosierungsmengen getestet, die ohne jegliche Nebenwirkungen blieben.

Einer der vielen Vorteile von MSM ist seine vielseitige Verwendung in unterschiedlichen Einsatzgebieten. Es kann nicht nur oral, sondern auch äußerlich angewendet werden und wirkt somit nicht nur schmerzlindernd, sondern auch entzündungshemmend.

MSM unterstützt nicht nur den Aufbau von Kollagen, sondern fördert auch die Bildung von lebenswichtigen Proteinen, die unter anderem für den Knochenaufbau, sowie für gesunde Haare und feste Fingernägel verantwortlich sind. Kollegen ist ein wichtiges Protein, das zur Unterstützung eines straffen Bindegewebes, gesunder Zähne, Knorpel, Sehnen und Bänder beiträgt.

Tritt ein MSM-Mangel im Körper auf, führt dieser nicht nur zu einer Erschlaffung der Haut, sondern kann auch zu schmerzhaften Entzündungen der Gelenke führen. Eine regelmäßige Einnahme von MSM-haltigen Nahrungsergänzungsmitteln führt nicht nur zu einem besseren Aufbau der körperlichen Zellen, sondern entschlackt den Körper von vorhandenen Giftstoffen.

Der Körper wandelt rund um die Uhr alte verbrauchte Zellen in neue um. Verfügt der menschliche Organismus nicht über eine ausreichende Schwefelbalance, wird dieser natürliche Prozess gehemmt und der Aufbau neuer Zellen behindert. In solchen Fällen kann nicht nur das Immunsystem geschwächt werden, ein Schwefelmangel im Körper kann auf die Dauer gesehen zu zahlreichen weiteren Erkrankungen führen.

MSM wurde bereits erfolgreich bei weiblichen Patienten eingesetzt, die unter Ostheoarthritis leiden, einer mitunter schmerzhaften Erkrankung der Gelenke, von der vorwiegend Frauen im fortgeschrittenen Alter betroffen sind. Die weitverbreitete Erkrankung wird durch eine fortschreitende Verformung der Knorpelmasse hervorgerufen, die zu Gelenkentzündungen oder einer Zystenbildung führen kann.

In der Schulmedizin werden solche Krankheitsfälle meist durch die Verabreichung von schmerzstillenden und entzündungshemmenden Medikamenten behandelt, die jedoch mit zahlreichen unangenehmen Nebenwirkungen verbunden sind.

Studien zufolge haben MSM-Produkte in vielen Fällen die gleiche schmerzlindernde und entzündungshemmende Wirkung, wie herkömmlich verschriebene Pharmazeutika, sind jedoch für den Patienten weitaus besser verträglich.

Eine weitere schmerzhafte Erkrankung des Bewegungssystems, von der viele Menschen ab einem Alter von 65 Jahren betroffen sind, ist das Rheuma. In den meisten Fällen sind Gelenke, Muskeln, Sehnen, Knochen und die Wirbelsäule besonders von rheumatischen Beschwerden betroffen, die vorwiegend auf einer Erkrankung des Immunsystems oder einer Entzündung des Gewebes beruhen.

Mit einer Behandlung von MSN können rheumatische Beschwerden nicht nur gelindert werden, sondern effektiv zu einem Rückgang aufgetretener Schwellungen oder Entzündungen beitragen. In vielen Fällen wurde bei Testpersonen, die an Rheuma erkrankten, bereits nach wenigen Wochen der regelmäßigen Einnahme eine deutliche Verbesserung der Beschwerden beobachtet werden.

Im Bereich der Sportmedizin kommt MSM auch bei Sportverletzungen immer häufiger erfolgreich zum Einsatz.

Überbeanspruchte Muskelpartien sind oftmals sehr schmerzhaft und hindern Sportler beim Training oder in Wettkampfphasen daran eine optimale Leistung zu erbringen.

Muskelzerrungen oder Muskelfaserrisse bedeuten nicht selten einen Trainingsausfall von mehreren Tagen oder sogar Wochen und können auch im Ruhezustand sehr schmerzhaft sein. Bei schweren Muskelfaserrissen, bei denen ganze Muskelbündel betroffen sind, hilft oftmals nur ein operativer Eingriff, der jedoch durch die regelmäßige Einnahme von MSM mit einer schnelleren Heilung gefördert werden kann.

Bei akuten Muskelverspannungen und Zerrungen beschleunigt MSM den Heilungsprozess und wirkt präventiv gegen weitere Verletzungen der Muskelmasse.

In unserem modernen Zeitalter klagen immer mehr Menschen über Allergien, die oftmals durch die Schulmedizin nur schwer therapiert werden können. MSM hat sich auch bei Allergien als wirksamer Wirkstoff erwiesen und kommt Untersuchungen zufolge sehr nahe an die Wirkungskraft von herkömmlicher Antihistaminika, die nicht selten mit unangenehmen Nebenwirkungen verbunden sind, heran.

Patienten, die unter einer Staub-, Pollen-, Tierhaar-, oder Nahrungsmittelallergie leiden, konnte durch die regelmäßige Einnahme von MSM-Nahrungsergänzungspräparaten die

Einnahme dieser körperbelastenden Medikamente nahezu erspart werden.

MSM bildet, Forschungsergebnissen zufolge, eine Schutzschicht auf den Schleimhäuten und verhindert somit eine Ablagerung von Allergenen, die die Beschwerden verursachen.

Stress, der uns im täglichen Alltag belastet, kann nicht nur zu Herz- und Kreislauferkrankungen führen, sondern vielen anderen Beschwerden im physischen und psychischen Bereich Vorschub leisten. MSM ist auch in diesen Fällen ein wichtiger Helfer bei durch Stress hervorgerufene körperliche Beschwerden.

Testpersonen, die MSM- Präparate über einen Zeitraum von mehreren Monaten eingenommen haben fühlten sich leistungsfähiger und stärker.

MSM- Nahrungsergänzungsmittel gibt es vorwiegend in Form von Kapseln, Pulver oder Tabletten in Apotheken, Reformhäusern aber auch zahlreichen Online-Shops zu kaufen.

Zur äußeren Anwendung hat sich die Gel- oder Salben-Form durch-gesetzt, die auch bei kleinen äußeren Verletzungen für eine schnelle entzündungshemmende Heilung sorgt und gleichzeitig die Haut mit ausreichend Feuchtigkeit versorgt.

2 WIRKUNGSWEISE IM MENSCHLICHEN KÖRPER

Schwefel ist an vielen Stoffwechselprozessen im menschlichen Körper beteiligt und gehört somit zu einem der lebensnotwendigen Mineralstoffe, die der menschliche Organismus benötigt.

Der Mineralstoff und seine Verbindungen werden von Bakterien und Pflanzen aufgenommen, gelangen durch die Nahrungseinnahme in den menschlichen Körper und unterstützen auf diese Weise den Stoffwechsel.

Schwefelverbindungen reagieren sehr empfindlich auf Hitze oder Kälte. Bereits beim Kochen, Erhitzen, Grillen oder Braten von Fisch, Fleisch oder frischem Gemüse verflüchtigt sich der wichtige Mineralstoff und sorgt somit für einen möglichen Schwefelmangel im Körper.

Aufgrund der modernen Anbau- und Verarbeitungsmethoden

von frischem Obst und Gemüse ist eine ausreichende Schwefelaufnahme kaum noch möglich und sorgt somit bei vielen Menschen für zahlreiche Erkrankungen, die durch das Nahrungsergänzungsmittel MSM wirksam behandelt und in zahlreichen Fällen gemildert werden können.

Im menschlichen Organismus wird MSM aus dem bereits gut erforschten DMSO (Dimethylsulfoxid) gebildet. DMSO ist ein zugelassenes und registriertes Arzneimittel, das über viele verschiedene positive Eigenschaften verfügt.

Als schmerzstillender und entzündungshemmender Wirkstoff ist es vorwiegend in Gels und Salben zu finden, die zur äußerlichen Anwendung bei Verletzungen aufgetragen werden können.

Aufgrund seiner Eigenschaften dringt es besonders schnell und effizient in die Haut ein und sorgt für eine schnellere Heilung der verletzten Hautpartie.

Ein großer Nachteil des DMSO ist seine Unverträglichkeit für die körperlichen Zellen in höherer Dosierung. Bei oraler Behandlung oder regelmäßiger äußerlicher Anwendung in hoher Konzentration wirkt DMSO als Zellgift und kann zu Leber- und Nierenschäden führen. MSM hat sich als optimale Alternative zu dem bereits bekannten Dimethylsulfoxid erwiesen, da es über die gleichen positiven Eigenschaften verfügt, jedoch auch in höherer Dosierung gut verträglich und ungiftig ist.

Neben seinen schmerzlindernden und entzündungshemmenden Eigenschaften hat MSM jedoch einige weitere wichtige Funktionen im Körper. Zum einen verstärkt es die Wirkung von lebensnotwendigen Vitaminen und Nährstoffen, wie Vitamin C, Magnesium und Selen und sorgt gleichzeitig für eine schnellere und effizientere Aufnahme in den menschlichen Organismus.

Schwefel unterstützt die Bildung von lebenswichtigen Hormonen, Enzymen, wie z. B. Insulin, Glutathion oder Aminosäuren, die das Immunsystem stärken und somit vor Erkrankungen schützen. Herrscht ein Schwefelmangel im Körper, können diese wichtigen Bausteine nicht mehr ausreichend funktionieren und sorgen für eine geschwächte Abwehrkraft. Dadurch ist der Mensch nicht nur anfällig für vegetative Erkrankungen, sondern fühlt sich überfordert und abgespannt.

Studien zufolge hat Schwefel eine positive Wirkung auf die Zellregeneration und verstärkt die Bildung von Sauerstoff in Blut und Gewebe. Diese Eigenschaften sorgten bereits bei Krebs- und Diabeteserkrankten für positive Ergebnisse im Krankheitsbild nach einer dauerhaften und regelmäßigen Einnahme von MSM. Die Studienteilnehmer berichteten in vielen Fällen, dass das Wachstum der Krebszellen gestoppt werden konnte.

MSM besitzt die Fähigkeit die Produktion von Insulin im

Körper zu stärken und regt somit den Stoffwechsel an. Aufgrund dieser positiven Eigenschaften konnten Diabetes-Erkrankte dauerhaft ihre Insulin-Dosis um 50 % reduzieren, oder komplett auf Insulin verzichten.

Schwefel ist weiterhin ein wichtiger Bestandteil im Entgiftungsprozess im Körper. MSM verhindert die Ablagerungen von Giftstoffen und fördert somit die Leberfunktion, die als wichtiges Ausscheidungsorgan fungiert.

Die organische Schwefelverbindung wirkt der Ablagerung von Giftstoffen aus Tabakrauch, Umweltgiften und Alkohol entgegen und sorgt für einen besseren Abbau im Körper. Somit können diese im menschlichen Organismus keine weiteren Schäden verursachen oder für mögliche Folgeerkrankungen sorgen.

Schwefel übernimmt offensichtlich eine wichtige Funktion im menschlichen Körper. Umso wichtiger ist es aus diesem Grund auf eine ausreichende Versorgung des wichtigen Mineralstoffs zu achten, um sich fit und gesund zu fühlen.

Die vielen positiven Eigenschaften von MSM sind auch der Anti-Aging Industrie nicht verborgen geblieben. MSM unterstützt die Produktion von Keratin und Kollagen und sorgt somit nicht nur für eine straffere, faltenfreie Haut, sondern feste Fingernägel und gesunde Haare.

MSM- haltige Cremes sind bereits in vielfältiger Form auf dem

Markt erhältlich und sorgen nicht nur für sichtbare Erfolge bei Akne-Erkrankungen, sondern wirken sich positiv auf bereits vorhandene Falten, Narben oder Krähenfüße aus, dic mit dcm natürlichen Alterungsprozess der Haut verbunden sind. Das Hautbild wird strahlender und glatter und sorgt für eine jugendliche und gesunde Ausstrahlung.

Schwefel ist nicht nur ein wichtiger Bestandteil zur Stoffwechselanregung oder Verbesserung der Eigenschaften der Haut, sondern sorgt für eine bessere Konzentration und Aufnahmefähigkeit des Gehirns. Damit das Gehirn gesendete Information schnell und konzentriert verarbeiten kann, werden Botenstoffe, die sogenannten Neurotransmitter, benötigt. Sie sorgen für die Übertragung der empfangenen Signale zwischen den jeweiligen Zellen und steuern somit unsere Konzentration und geistige Leistungsfähigkeit.

Schwefel ist maßgebend an der Bildung dieser Botenstoffe beteiligt und sorgt somit für höhere Konzentrations- und Aufnahmefähigkeit des Gehirns.

3 WARUM BRAUCHEN WIR MSM?

Schwefel gehört mit Kalzium und Magnesium zu den wichtigsten lebensnotwendigen Bausteinen, die unser Körper benötigt. MSM ist eine natürliche Schwefelverbindung, die maßgeblich durch die Reaktion des Schwefels in den Ozeanen und der dort vorhanden Algen hervorgerufen wird. Die Algen binden den Schwefel und geben ihn als Gas in die Luft ab. Dort verbindet er sich mit dem vorhanden Sauerstoff (O2) und gelangt in Form von Niederschlag in den pflanzlichen natürlichen Kreislauf zurück.

Durch die weltweit vorherrschenden Umweltschutz-Richtlinien für Fahrzeuge und Industriebetriebe hat sich der Schwefelausstoß jedoch um ein Vielfaches verringert.

Durch den Einbau von Rückhaltefiltern in den großen örtlichen Industrieanlagen kommt kaum mehr ausreichend Schwefel in die Atmosphäre und sorgt somit für einen regelrechten Schwefelmangel in der Pflanzenwelt.

Diese Tatsache wurde anfänglich nicht erkannt oder nicht ausreichend ernst genommen, denn erst zögerlich kam man zu der Erkenntnis, dass die mangelnde Versorgung an Schwefel durch die Umwelt durch entsprechende Düngemaßnahmen ausgeglichen werden muss. Viele Getreidearten, wie z. B. der viel verwendete Weizen, zeigen bereits seit Jahren einen Schwefelmangel auf, der jedoch vielfach nicht richtig erkannt und beseitigt wird.

Dabei wird diese Mangelerscheinung oftmals fälschlicherweise als Stickstoffmangel erklärt und führt somit zu erheblichen Ernteverlusten von bis zu 30 %. Getreide, das zum Beispiel für die Herstellung von Brot genutzt wird, führt vielfach zur Herstellung von minderwertigen Produkten. Bei der Teigherstellung entsteht eine zähe Masse, die nur schwer weiterzuverarbeiten ist und somit auch ein schlechtes Backwerk hervorbringt.

Tiere, die mit diesen unterschwefelten Getreidearten gefüttert werden, wie es zum Beispiel bei Geflügel der Fall ist, weisen ebenfalls Mangelerscheinungen auf, die sich natürlich auch dann letztendlich nach dem Verzehr auf den Menschen auswirken.

Ein wichtiger Lieferant in Nahrungsmitteln, die einen hohen Anteil an lebenswichtigem Schwefel haben, sind eiweißhaltige Lebensmittel, wie Eier, Käse, Milch, Geflügel oder Fisch, doch auch in Hülsenfrüchten oder Körnern lässt sich ein relativ hoher

Schwefelgehalt finden.

Jedoch geht durch die industrielle Verarbeitung der Lebensmittel, wie sie in unseren Breitengraden heute üblich ist, ein großer Anteil des natürlich angereichten Schwefelgehalts verloren. Dies führt unweigerlich bei Mensch und Tier zu einer Mangelerscheinung.

Wer hat heute schon die Möglichkeit, frische Kuhmilch oder ein frisches Ei direkt vom Bauern zu sich zu nehmen? Unser Kaufverhalten beschränkt sich vorwiegend auf den nächsten Supermarkt, der vorwiegend Tiefkühlprodukte oder pasteurisierten Milch- und Käseprodukte in seinem Warensortiment zu bieten hat.

Selbst in sogenannten Bio- oder Naturkostläden müssen Lebensmittel gelagert werden, bevor sie über den Ladentisch an die Kunden weiterverkauft werden, und enthalten somit auch kaum noch ausreichend Schwefel um den Körper ausreichend zu versorgen.

Schwefel ist vorwiegend in grünen Pflanzen, Algen, Früchten und einigen Gemüsesorten zu finden. Um die Konzentration an Schwefel im Körper immer in Balance zu halten, wäre nur die Nahrungsaufnahme von frischen rohen Lebensmitteln, also praktisch frisch geernteten Gemüse- und Obstsorten, die einzige Möglichkeit.

Schwefel hingegen verflüchtigt sich zunehmend während jeglicher Weiterverarbeitung oder Lagerung der Frischware und hat somit kaum mehr Einfluss auf unseren Organismus.

Unser Alltag, der oftmals aufgrund von Zeitmangel, Stress im Berufs- und Privatleben von Fertiggerichten und Fast-Food gesteuert wird, führt bei vielen Menschen zu einem Schwefelmangel im Körper und somit unweigerlich zu schmerzhaften Erkrankungen.

MSM als Nahrungsergänzungsmittel ist somit eine gute Alternative dem Körper ausreichend Schwefel zuzuführen. Nicht nur Liebhaber der fleisch- und fischartigen Ernährung können mit der Einnahme von MSM ihre Gesundheit positiv beeinflussen, auch in der veganen Ernährungsweise hat das Nahrungsergänzungsmittel mittlerweile seinen Platz gefunden.

Der Verzicht auf Fleisch, Eier, Milch oder sonstige Produkte, die in irgendeiner Form mit der Tierproduktion in Verbindung zu bringen sind, erfordert nicht nur sehr viel Disziplin, sondern auch das Ersetzen von lebenswichtigen Vitaminen und Mineralstoffen durch alternative Quellen.

Aufgrund des Verzichts auf jegliche Arten von Fleisch können Veganer besonders von einem Schwefelmangel betroffen sein, denn gerade in diesem Lebensmittel ist der Anteil des Mineralstoffs besonders hoch. Es gibt zwar auch einige Gemüse- oder Obstsorten, die über einen Schwefelanteil verfügen, dieser ist jedoch weitaus geringer als in Fisch- oder Fleischprodukten der Fall ist.

Während ein Hühnchenschenkel über einen Schwefelgehalt von mehr als 200 mg pro 100 g verfügt, bieten Kohl oder Blattsalate nur einen eher geringen Anteil von unter 100 mg.

Eine Ergänzung mit MSM ist somit für Veganer eine gute Alternative den Körper mit lebenswichtigem Schwefel zu versorgen und somit einer Mangelerscheinung vorzubeugen.

4 MANGELERSCHEINUNGEN

Tritt ein Mangel an Schwefel im menschlichen Körper auf, kommt dies in verschiedenen Symptomen oder Erkrankungen zum Ausdruck.

Schwefelmangel äußert sich nicht nur mit auftretenden Gelenkschmerzen oder anderen Erkrankungen des Bewegungsapparates, sondern auch mit Leberproblemen, brüchigen Fingernägeln oder einer Augenerkrankung, dem grünen Star.

Ein Schwefelmangel beeinträchtigt das körpereigene Immunsystem und behindert den Zellenaufbau im menschlichen Gewebe. Somit können wichtige Körperorgane keine optimale Leistung mehr erbringen und sind somit anfälliger für Krankheiten.

Ein dauerhafter Schwefelmangel kann eine Gelenkerkrankung, wie die weitverbreitete Volkskrankheit Arthrose begünstigen, denn der Mineralstoff ist ein wichtiger Bestandteil der sogenannten Gelenkschmiere und des umliegenden Knorpels, der die Bewegungsfreiheit der Gelenke garantiert. Eine Arthrose-Erkrankung beruht vorwiegend auf einer Beschädigung der jeweiligen Knorpelmasse, die besonders schmerzhaft ist und vielen Menschen oftmals einen langen Leidensweg vorzeichnet.

Dabei ist nicht nur die ältere Generation davon betroffen, sondern auch Menschen ab dem 40. Lebensjahr klagen immer häufiger über Gelenkbeschwerden, die nur schwer therapiert werden können.

Eine ausreichende Zufuhr an schwefelhaltigen Nahrungsergänzungsmitteln kann der Gelenkerkrankungen nicht nur vorbeugen, sondern hat bei bereits erkrankten Personen eine schmerzlindernde und oftmals heilende Maßnahme.

Je früher die Erkrankung erkannt und mit einer zusätzlichen MSM-Versorgung behandelt wird, desto höher sind die Chancen auf eine Verbesserung des Krankheitsbildes. Ein weiterer Knorpelabbau kann somit oftmals gestoppt werden, vorhandene Entzündungen klingen ab und ermöglichen dem Patienten eine bessere und schmerzfreie Beweglichkeit.

Ein akuter Schwefelmangel wirkt sich oftmals auch auf die Haut und das menschliche Bindegewebe aus. Ohne eine ausreichende Aufnahme von Schwefel wird der Stoffwechsel und somit die

Zellerneuerung außer Kraft gesetzt. MSM wirkt hier als effektives Synthesebindeglied und trägt zu einer jugendlichen und gesunden Ausstrahlung bei.

Brüchige Nägel oder glanzlose Haare können ebenfalls die Ursache für einen Schwefelmangel im Körper sein, da die Produktion von Kollagen ohne das fehlende MSM nur in geringem Maße möglich ist. Aus diesem Grund wird auch immer wieder in den Anti-Aging Portalen über die zusätzliche Einnahme von MSM-Präparaten berichtet.

MSM trägt einen wichtigen Bestandteil zur Zellerneuerung bei, die im menschlichen Körper täglich stattfindet. Ist im Körper kein ausreichender MSM-Gehalt gegeben, können alte Zellen nicht durch neue ersetzt werden. Die Zelle wird hart und sorgt auf Dauer für eine unzureichende Flexibilität des Gewebes. Dies kann nicht nur zu Schäden in der Lunge, sondern auch in anderen Bereichen des Magen-Darm-Traktes führen.

Neben den organischen Erkrankungen, die durch einen Schwefelmangel auftreten, ist oftmals auch die Psyche, sowie Konzentration und Leistungsfähigkeit beeinträchtigt. Dadurch kann es zu Stimmungs-schwankungen und Depressionen führen.

MSM hat eine starke Entgiftungswirkung und befreit den Körper von schädlichen Umweltgiften in den verschiedenen

Organen und im Gehirn, denen wir täglich ausgesetzt sind.

5 ÜBERDOSIERUNG

Wer mit einer Einnahme von MSM-Nahrungsergänzungsmitteln beginnt wird schon nach wenigen Wochen eine deutliche Verbesserung des allgemeinen Gesundheitszustandes feststellen.

Dabei spielt es keine Rolle, ob man die MSM-Therapie zur Behandlung von bereits bestehenden Erkrankungen oder als reine präventive Maßnahme durchführt.

Je nach der Höhe der Dosierung können in den ersten 3 Wochen einige Nebenwirkungen wie Durchfall, Kopfschmerzen oder Hautreizungen auftreten. Diese sind auf den Entgiftungsprozess der im Körper vorhandenen Giftstoffe zurückzuführen und klingen in vielen Fällen nach einiger Zeit wieder ab. Je mehr Giftstoffe im Körper vorhanden sind, umso stärker treten etwaige Nebenwirkungen auf.

Die Entgiftungssymptome lassen sich durch die Höhe der

Dosierung von MSM-Präparaten individuell steuern. Je niedriger die Dosis, desto schwächer verlaufen mögliche Nebenwirkungen. Der Entgiftungsprozess verlängert sich, je geringer die Dosierung gewählt wird.

MSM ist sehr gut verträglich und wirkt auch in höheren verabreichten Dosen nicht toxisch, da der Körper lediglich seine Schwefelreserve auffüllt und den Rest über die Niere wieder ausscheidet.

Ärzte empfehlen eine tägliche Dosis von 250-500 mg, die jedoch über einen längeren Zeitraum eingenommen werden sollten. Erste positive Ergebnisse treten bereits nach 2 Tagen bis 3 Wochen auf.

Zur Behandlung von akuten Erkrankungen, wie Arthrose oder Rheuma können höhere Dosierungen bereits nach einigen Wochen für erhebliche Verbesserungen sorgen. In solchen Fällen sollte jedoch zunächst der behandelnde Arzt befragt werden.

Eine Überdosierung mit MSM ist jedoch kaum möglich. Selbst bei einer Verabreichung von hohen Dosen des Präparates konnten bei Probanden keine Vergiftungserscheinungen oder gesundheitsgefährdende Nebenwirkungen festgestellt werden.

6 LEBENSMITTEL MIT MSM

Die Schwefelverbindung ist vor allem in frischen rohen Lebensmitteln, wie Obst und Gemüse, Nüssen, sowie Fisch, Fleisch, Milchprodukten und Eiern enthalten.

Aufgrund der heutigen industriellen Weiterverarbeitung von Nahrungsmitteln ist es kaum noch möglich einen ausreichenden Schwefelgehalt im Körper durch die Nahrungsaufnahme zu gewährleisten.

Schwefel verflüchtigt sich nahezu völlig bei Erhitzung, Tiefkühlung oder längerer Lagerung. Aus diesem Grund sind die meisten Menschen von einem Schwefelmangel betroffen, ohne sich dessen bewusst zu sein.

Eine zusätzliche Versorgung des Körpers mit einem MSM Nahrungsergänzungsmittel ist somit eine gute Alternative, um eine gesunde Balance des lebensnotwendigen Schwefels zu gewährleisten.

Eine Übersicht über die Nahrungsmittel, die besonders reich an Schwefel sind, hilft jedoch dabei sich auch über die normale Nahrungsaufnahme gesund und fit zu halten.

Übersicht über schwefelhaltige Nahrungsmittel pro 100 g:

Lebensmittel Schwefelgehalt in mg:

- Erdnuss 395
- Meeresfrüchte (Miesmuschel) 369
- Fleisch (Gans) 336
- Fisch (Flunder) 331
- Fisch (Kaviar) 320
- Meeresfrüchte (Jakobsmuschel) 300
- Meeresfrüchte (Garnele) 300
- Meeresfrüchte (Krabbe) 298
- Fleisch (Taube) 297
- Fisch (Renke) 295
- Fisch (Barsch) 282
- Fisch (Zander) 281
- Fisch (Tintenfisch) 274
- Fisch (Steinbutt) 274
- Fisch (Scholle) 273
- Fisch (Karpfen) 272
- Fisch (Seezunge) 263

- Fisch (Rotbarsch) 261
- Fisch (Kabeljau) 252
- Fisch (Thunfisch) 252
- Fisch (Wels) 251
- Fisch (Schellfisch) 251
- Fisch (Schleie) 248
- Fisch (Forelle) 247
- Fleisch (Schaf) 247
- Paranuss 245
- Fisch (Sardine) 238
- Fisch (Hecht) 235
- Fleisch (Rinderleber) 232
- Fleisch (Kalbsleber) 232
- Fleisch (Kalb) 231
- Sesam 230
- Fisch (Sardelle) 229
- Pistazie 225
- Fleisch (Schweineleber) 224
- Fleisch (Rind) 224
- Fleisch (Schwein) 223
- Fisch (schwarzer Heilbutt) 222
- Fisch (Sprotte) 221
- Fisch (Dornhai) 220
- Fleisch (Hühnchenschenkel) 217
- Meeresfrüchte (Flusskrebs) 214
- Fleisch (Hühnchenleber) 213

- Fisch (Makrele) 211
- Fleisch (Hirsch) 208
- Fleisch (Hase) 207
- Fleisch (Reh) 206
- Fisch (Lachs) 201
- Sojabohne 200
- Kresse 200
- Fleisch (Wachtel) 200
- Hafer 200
- Fisch (Sprotte) 200
- Fisch (Seeteufel) 200
- Fleisch (Pute) 200
- Fleisch (Ente) 200
- Meeresfrüchte (Auster) 200
- Fleisch (Schweineherzen) 196
- Fleisch (Schaf) 194
- Fleisch (Schweinezunge) 192
- Fleisch (Kalbszunge) 191
- Fleisch (Rinderzunge) 190
- Petersilie 190
- Fleisch (Rinderherzen) 186
- Cashewkern 184
- Fisch (Aal) 182
- Hühnerei 180
- Hühnerei (Eiweiß) 180
- Fisch (Lachs) 180
- Fleisch (Schweinenieren) 177

- Fleisch (Hauskaninchen) 176
- Fleisch (Pferd) 176
- Fleisch (Ziege) 175
- Hühnerei (Eigelb) 170
- Meeresfrüchte (Hummer) 170
- Fleisch (Rindernieren) 167
- Fleisch (Schweinelunge) 167
- Fleisch (Kalbsnieren) 167
- Haselnuss 160
- Kürbiskern 160
- Süße Mandeln 150
- Mohn 150
- Pinienkern 150
- Leinsamen 150
- Hirse 140
- Walnuss 140
- Fleisch (Kalbsbries) 137
- Roggen 130
- Brokkoli 124
- Gerste 120
- Sonnenblumenkern 120
- Brunnenkresse 100
- Fleisch (Schweinemagen) 99
- Fleisch (Rindermagen) 98
- Reis 90
- Grünkohl 87

- Wirsingkohl 80
- Buchweizen 80
- Mais 80
- Schnittlauch 80
- Rosenkohl 79
- Kokosnuss 76
- Bohne 72
- Erbse 68
- Rotkohl 62
- Chinakohl 60
- Lauch 58
- Feldsalat 57
- Blumenkohl 55
- Weißkohl 54
- Zwiebel 52
- Schalotte 51

7 MSM ÜBER NAHRUNGS-ERGÄNZUNGSMITTEL

MSM als Nahrungsergänzungspräparat ist eine optimale Möglichkeit den persönlichen Schwefelgehalt im Körper in der richtigen Balance zu halten und gleichzeitig möglichen Erkrankungen präventiv entgegenzutreten.

Durch die strengen Maßnahmen zum Umweltschutz zur Verminderung von Emissionen, die nicht nur für Fahrzeuge aller Art, sondern besonders für die großen Industrieanlagen gelten, hat sich der Schwefelgehalt im Boden immer weiter verringert und bedarf einer gezielten Schwefel-Düngung durch die Landwirte.

Die Schwefel-Düngung wird jedoch, trotz mehrfacher Studien und Forschungsergebnisse, nicht von vielen landwirtschaftlichen Betrieben vorgenommen und sorgt somit auch bei der Ernte für meist schwefelarmes Getreide, Gemüse oder Obst.

Die Pflanzen, die arm an Schwefel sind, lassen sich an ihren hellgrünen Blättern erkennen, denn durch den Schwefelmangel wird die Bildung von Chloroplasten und Chlorophyll behindert.

Durch eine verminderte Stoffwechseltätigkeit wächst die Pflanze praktisch auf Sparflamme und ist somit auch im ausgewachsenen Stadium eher klein und kümmerlich.

Ein weiterer wichtiger Punkt, der für eine zusätzliche MSM-Nahrungsergänzung spricht, ist die Reaktion des Mineralstoffs, sobald er mit Hitze oder Kälte in Berührung kommt. Kaum jemand isst heute rohes Fleisch oder Fisch.

Frisches rohes Gemüse, wie es in der Rohkost zum Einsatz kommt, hat bereits eine längere Lagerungszeit hinter sich und verliert auch bei der Aufbewahrung im Kühlschrank einen Großteil seines Schwefelgehalts. Frischfleisch oder Fisch landet vorwiegend auf dem heimischen Herd oder im Backofen und verliert somit bereits beim Backen oder Grillen den lebenswichtigen Schwefel, der sich praktisch in Luft auflöst.

MSM als Nahrungsmittelergänzung gibt es als Pulver, Tabletten, Kapseln oder Gel bzw. Salbe in Apotheken, Reformhäusern und zahlreichen Onlineshops zu kaufen. Bei der Wahl des passenden Präparates sollte, wie auch bei vielen anderen Produkten, auf die Qualität besonders geachtet werden.

Ein wichtiger Gesichtspunkt beim Kauf von MSM-Produkten ist die Reinheit des angebotenen Präparats. Es sollte keine synthetischen Zusatzstoffe beinhalten und somit über eine natürliche Reinheit verfügen. In vielen Fällen lohnt es sich das Präparat mit einer Vitamin C-Kombination zu wählen, da das beigefügte Vitamin C die Wirkung des Mineralstoffs effektiv verstärkt.

Bevor man sich jedoch für die Einnahme von MSM-Nahrungsergänzungsmitteln entscheidet, ist es ratsam die Behandlung vorab mit einem Arzt abzuklären. Eine Vorabuntersuchung, die eine genaue Einschätzung des aktuellen Gesundheitszustandes gibt, ist ebenfalls eine hilfreiche Maßnahme, bevor man mit einer MSM-Therapie beginnen kann.

Dabei spielen nicht nur mögliche Vorerkrankungen eine Rolle, sondern auch das Abklären von möglichen Nebenwirkungen mit anderen Medikamenten, die bereits eingenommen werden.

Als generell zur Nahrungsergänzung eingenommenes Präparat empfiehlt sich eine Tagesdosis von 500 - 1000 mg am Tag. Da durch die Einnahme von MSM eine Steigerung der persönlichen Energieleistung eintritt, ist es ratsam die Dosis am Vormittag und nicht in den Abendstunden einzunehmen.

Wichtig ist es ebenfalls, den zeitlichen Rahmen täglich, soweit dies möglich ist, einzuhalten, damit der Wirkstoff sich voll entfalten kann. Da es sich bei MSM-Präparaten nicht um ein Arzneimittel, sondern um ein Nahrungsergänzungsmittel handelt, sollte man ein gewisses Maß an Geduld mitbringen, denn eine positive Wirkung kann in vielen Fällen oftmals erst nach ein paar Wochen festgestellt werden.

Bei akuten Erkrankungen ist oftmals eine höhere Dosis notwendig, um die jeweiligen Symptome oder Schmerzzustände zu minimieren. In diesen Fällen ist eine Konsultation des jeweiligen behandelnden Arztes fast unumgänglich.

Eine hohe Dosierung von MSM ist jedoch bedenkenlos durchzuführen, da der Mineralstoff keine toxische Wirkung auf den Organismus hat. Der Körper nimmt nur so viel an Schwefel auf, wie er benötigt, der Rest wird wieder ausgeschieden. In einigen Fällen kann es bei einer starken Dosierung zu Kopfschmerzen kommen, die man jedoch mit einer Reduzierung der Dosis des Präparats schnell wieder in den Griff bekommt. Höhere Dosen sollten mehrmals über den Tag verteilt eingenommen werden, um den Schwefelhaushalt dauerhaft konstant zu halten.

MSM wird als sicheres Nahrungsergänzungsmittel eingestuft, das keine gefährlichen Nebenwirkungen aufweist und somit keine Schäden im menschlichen Organismus verursacht. Schwangere oder stillende Mütter, sollten jedoch vor einer MSM-Therapie unbedingt Rücksprache mit dem behandelnden Arzt halten, denn gerade in diesen Fällen gibt es noch keine eindeutigen Hinweise, ob MSM für die werdende und stillende Mütter die Einnahme bedenkenlos ist.

Forscher haben in einigen Studien das Medikament an schwangeren Tieren getestet, jedoch konnten noch keine klaren Ergebnisse in Bezug auf den menschlichen Bereich gewonnen werden.

Bei einer Einnahme von MSM bei Kindern unter 12 Jahren ist es ebenfalls ratsam vorab den Rat eines Mediziners oder Kinderarztes einzuholen. Bei vielen Erkrankungen, von denen auch Kinder betroffen sind, kann MSM in geringer Dosierung gute Heilungsergebnisse erzielen. Die jeweilige Dosis sollte jedoch auf das Gewicht des Kinds abgestimmt und nur in kleineren Mengen verabreicht werden.

In einer Studie der britischen Sunderland Universität konnte man bemerkenswerte Heilungsfortschritte durch die Behandlung mit MSM als Nahrungsergänzung bei autistischen Kindern erzielen. Bei Untersuchungen stellte man bei vielen betroffenen Kindern einen hohen Sulfitgehalt im Urin fest. Zur Entgiftung von Körper und Gehirn wurde MSM erfolgreich eingesetzt und sorgte bei mehr als 50 % der teilnehmenden erkrankten Kinder für einen besseren Gesundheitszustand.

8 MSM BEI VERSCHIEDENEN BESCHWERDEN

Einer der positiven Eigenschaften der natürlichen organischen Schwefelverbindung MSM ist sein flexibler Einsatz zur Linderung von Beschwerden und Erkrankungen in vielen Bereichen des menschlichen Organismus.

Das Nahrungsergänzungspräparat wirkt nicht nur präventiv vor einem, durch falsche Ernährung, hervorgerufen Schwefelmangel, sondern ist besonders empfehlenswert bei chronischen Erkrankungen. Dabei wirkt es nicht nur entzündungshemmend, sondern auch schmerzlindernd.

In vielen Fällen konnte MSM gerade diesen Patienten helfen, die bereits über einen längeren Zeitraum an chronischen Schmerzen leiden und auf die Einnahme von zusätzlichen Schmerzmitteln kaum verzichten konnten.

Studien zufolge konnte Arthrose oder Rheuma-Kranken mit MSM wieder zu einer besseren und schmerzfreien Bewegungsfreiheit verholfen werden, ohne auf die gängigen Pharmazeutika zur Schmerzlinderung zurückgreifen zu müssen.

Einsatzgebiete für die Behandlung mit MSM

- Osteoarthritis
- Rheuma
- Allergien (Heuschnupfen, Tierhaar-, Hausstauballergie)
- Magen-Darmerkrankungen
- Pilze und Bakterien
- Sportverletzungen
- Rückenschmerzen
- Muskelverspannungen und Muskelermüdung
- Lungenerkrankungen (Bronchitis, Lungenzysten, Kurzatmigkeit, Raucherhusten)
- Haut, Haare und Nägel
- Akne
- Krampfadern
- Sehnenentzündungen
- Schleimbeutelentzündungen
- Kopfschmerzen und Migräne
- Durchblutungsstörungen
- Depressionen und Stimmungsschwankungen

- Magen-Darm Beschwerden
- Osteoporose, Alzheimer, Arterienverkalkung
- Wundheilung, schmerzende Narben
- Stress, verminderte Leistungsfähigkeit, Konzentrationsschwäche
- Sodbrennen, Verstopfung
- Brust- und Darmkrebs
- Autoimmunerkrankungen
- Diabetes
- Störungen beim Menstruationszyklus der Frau
- Hormonschwankungen
- Leberfunktionsstörungen
- Tuberkulose

Ein umfangreiches Einsatzgebiet von MSM, das bereits in einigen Studien mit positiven Ergebnissen dokumentiert werden konnte, sind chronische Erkrankungen des Bewegungsapparates und der Gelenke.

Ein bekannter Befürworter des MSM-Einsatzes als wirksames Schmerzmittel für Patienten, die unter Gelenkverschleiß leiden, ist der amerikanische Arzt, Chirurg und Autor Professor Stanley Jacob, der in einigen Forschungsstudien der Universität in Portland die Wirkung von MSM-Präparaten bei Schmerzpatienten untersuchte. Bereits seit mehr als 20 Jahren beschäftigt er sich mit diesem Thema und fasste im Jahr 2003 seine Ergebnisse in seinem

Buch „MSM: The definitive guide. A comprehensive review of the science and therapeutics of methylsulfonylmethane“, das er gemeinsam mit seinem Kollegen Jeremy Appleton schrieb.

Jacob behandelt sein mehr als 20 Jahren Patienten, die an chronischen Schmerzen leiden mit dem Einsatz von MSM-Präparaten. Dabei handelt es sich um Menschen, die unter unterschiedlichen Schmerzursachen leiden, wie Unfallverletzungen, Migräne, Arthritis, Rheuma oder sonstigen chronischen Schmerzen des Bewegungsapparates.

MSM befürwortet er als hervorragendes Schmerzmittel bei chronischen Beschwerden, das nicht nur frei von Nebenwirkungen ist, sondern auch keine körperliche Abhängigkeit zur Folge hat.

MSM bei Arthrose-Erkrankungen

Arthrose ist in der heutigen Zeit eine weit verbreitete Gelenkerkrankung, die besonders ältere Menschen ab einem Lebensalter von 65 Jahren betrifft. In vielen Fällen können sich die Betroffenen nur noch mit dieser Diagnose arrangieren und auftretende Gelenkschmerzen mit entsprechenden Schmerzmitteln lindern.

Während einer Studie, die an der Universität in Kalifornien durchgeführt wurde, konnten jedoch auch bei Arthrose-Patienten entscheidende positive Ergebnisse durch eine MSM-Einnahme dokumentiert werden. Während einer klinischen Placebo-kontrollierten Studie testete man in der orthopädischen Abteilung der Universität eine Gruppe von 14 Arthrose Patienten, von denen 6 Probanden unwissentlich mit Placebo-Präparaten und die restlichen 8 Teilnehmer mit MSM-Nahrungsergänzungsmitteln behandelt wurden. Keiner der Teilnehmer wurde dabei davon in Kenntnis gesetzt, wem nun das Schein-Präparat verabreicht wurde.

Bevor mit der Studie begonnen werden konnte, mussten alle Teilnehmer bereits einige Tage vor Test-Beginn ihre jeweiligen Schmerzmittel absetzen, um das Testergebnis so authentisch wie möglich zu gestalten.

Den Probanden wurden täglich 2250 mg MSM verabreicht, wovon 1500 mg bereits am frühen Morgen vor dem Frühstück eingenommen werden mussten, die restlichen 750 mg verlagerte man auf die Einnahme vor dem Mittagessen.

Bereits nach einigen Tagen stellten die Probanden der MSM-Therapie erhebliche Verbesserungen des Schmerzzustandes fest. Die Schmerzen in den betroffenen Gelenken wurden gelindert und es fand gleichzeitig eine verbesserte Bewegungsmöglichkeit statt.

Nach einer Einnahme von MSM über einen Zeitraum von 6 Wochen berichteten die Arthrose-Patienten von einer Schmerzlinderung von nahezu 80 % und somit einer unumstrittenen Steigerung der Lebensqualität durch weniger

Schmerzzustände und einer gleichzeitig besseren Mobilität.

Weitere Tests und Untersuchungen durch die behandelnden Ärzte haben ebenfalls ergeben, dass das Präparat einen weiteren Knorpelabbau in den Gelenken der Studienteilnehmer gestoppt werden konnte.

Eine Kombination von MSM-Präparaten mit einer gleichzeitigen Einnahme von Glucosamin hat sich als besonders wirksam bei Arthrose Patienten bewährt. Das Power-Duo sorgte nicht nur für den Rückgang bestehender Schwellungen, sondern lindert gleichzeitig auftretende Schmerzen.

Positive Aspekte bei der Arthrose-Behandlung mit MSM

- Gelenkentzündungen schwellen ab
- Schmerzlinderung
- Knorpelabbau kann gestoppt werden
- Unterstützung der Bildung einer neuen Knorpelmasse
- Verhindert die Ablagerung von Giftstoffen im Zellgewebe der betroffenen Gelenke

MSM bei Rheuma-Erkrankungen

Die Ursachen für rheumatische Erkrankungen sind in der heutigen Medizin noch nicht umfassend erforscht und bieten somit kaum Alternativen in der Therapie dieser weitverbreiteten

Krankheit.

Millionen von Menschen sind davon betroffen und leiden mitunter unter chronischen Schmerzen, die nur durch die Einnahme von Schmerzmitteln gelindert werden können.

Ähnlich wie bei Arthrose-Erkrankungen ist MSM auch im Einsatz bei rheumatischen Beschwerden als schmerzstillend und abschwellend getestet worden. In vielen Fällen konnten Rheuma-Patienten nicht nur über einen fast kompletten Rückgang der lokal auftretenden Schmerzen in den betroffenen Gelenken berichten, sondern ebenfalls ein Abschwellen der Entzündung und somit eine bessere Beweglichkeit verzeichnen.

MSM bei Diabetes

MSM ist in vielen Fällen auch ein wirksamer Wirkstoff bei Diabetes Erkrankungen. Schwefel spielt bei der Insulinproduktion eine wichtige Rolle. Aufgrund seiner natürlichen Eigenschaften regt er die Insulinproduktion im Körper an und sorgt gleichzeitig für einen schnellen Transport des im Blut vorhandenen Zuckers in die jeweiligen Zellen. Dort wird der Zucker in Energie umgewandelt, die den Körper leistungs- und konzentrationsfähig hält.

MSM wirkt bei diesem Prozess in zweierlei Hinsicht. Zunächst sorgt die organische Schwefelverbindung für einen reibungslosen Transportablauf des Zuckers in die jeweiligen Zellgebiete. Zum

Zweiten lässt MSM die Oberflächen der Zellwände weicher werden, so dass der Zucker leichter ins Zellgewebe eindringen kann.

In einigen Studien mit Diabetes-Patienten, die über einen längeren Zeitraum MSM Präparate eingenommen haben, konnten vielfach positive Ergebnisse diagnostiziert werden. In einigen Fällen konnten betroffene Patienten die Insulin-Dosis stark reduzieren, oder sogar komplett einstellen.

MSM bei Brust- oder Darmkrebs

Die Behandlung von Krebserkrankung mit MSM steckt noch in den Kinderschuhen und konnte noch nicht ausreichend in Studien erforscht werden. Erste Ergebnisse haben jedoch gezeigt, dass MSM eine positive Wirkung auf das Wachstum von lebensgefährlichen Krebszellen hat.

Tierversuche mit eigens gezüchteten Ratten haben ergeben, dass bei Tieren, die einer Behandlung mit MSM ausgesetzt wurden, die Tumorbildung erst viel später einsetzte als bei nicht behandelten Ratten. Diese Erkenntnisse betreffen vorwiegend Frauen, die an Brustkrebs leiden, oder aufgrund familiärer Vorbelastung besonders gefährdet sind.

Auf diese Weise kann nicht nur das Wachstum lebensgefährlicher bösartiger Krebszellen um Jahre hinausgezögert werden, in einigen Fällen wandelten sich die Krebszellen unter Einfluss von MSM wieder in gesunde und lebenswichtige Körperzellen um.

Diese Studien sind nicht nur in der Brustkrebsforschung besonders wichtig, auch bei Darmkrebserkrankungen konnten ähnliche Erkenntnisse gewonnen werden. Die Schulmedizin zeigt sich noch skeptisch die positiven Studienergebnisse in der MSM-Forschung komplett anzuerkennen, jedoch werden auch die Onkologen sich zukünftig immer häufiger mit diesem natürlichen Mineralstoff befassen müssen.

MSM bei Kopfschmerzen und Migräne

Die natürliche Schwefelverbindung ist aufgrund ihrer entgiftungsfördernden Eigenschaften ein idealer Schmerzkiller für Kopfschmerzen oder lästige Migräneanfälle.

Patienten, die unter starken Kopfschmerzen leiden, oder mit immer wiederkehrenden Migräneattacken zu kämpfen haben, konnten bereits vielfach über positive Erfahrungen mit der Anwendung von MSM-Präparaten berichten.

MSM fördert den Entgiftungsprozess im Körper. Dabei werden Giftstoffe, die sich täglich durch Umwelteinflüsse in unserem Körper ablagern, dauerhaft entfernt und ausgeschieden. Dies geschieht nicht nur im Körper, sondern auch im Gehirn, das besonders durch eine mögliche Ansammlung von Giftstoffen beeinträchtigt werden kann. Die Folge können nicht nur Kopfschmerzen und Migräne, sondern auch Depressionen und Stimmungsschwankungen sein.

MSM sorgt für eine bessere Kommunikation der einzelnen Gehirnhälften und regt den Stoffwechsel an. Auf diese Weise fühlen sich MSM-Konsumenten nicht nur konzentrations- und leistungsfähiger, sondern können gezielt schmerzhaften Migräne-Anfällen vorbeugen.

MSM bei Allergien

MSM spielt heute eine wichtige Rolle in der Behandlung von Allergien. Dabei wird es nicht nur erfolgreich in der Behandlung des weitverbreiteten Heuschnupfens eingesetzt, sondern auch bei anderen häufig auftretenden Formen von Hausstaub-, Medikamenten- oder Nahrungsmittelallergien.

In Deutschland leidet bereits jeder 3. Bundesbürger unter dem Einfluss einer Allergie. Dabei kann es nicht nur zu Hautreizungen oder Hautausschlägen kommen, sondern auch Schleimhautschwellungen, Atmungs- sowie Magen- und Darmprobleme sind häufige Folgeerscheinungen bei Allergieleiden.

In vielen Fällen ist eine endgültige Diagnose zur Ursache der Allergie eine zeitaufwendige und langwierige Sache, die mit einigen

Arztbesuchen verbunden ist. MSM ermöglicht einen Schutz der Schleimhäute vor eindringenden Allergenen und bietet somit eine konstante Abwehr bei allergischen Reaktionen.

Die Schwefelverbindung bildet eine Schutzschicht auf den körpereigenen Schleimhäuten, die den Allergenen keinen Platz zum Angriff lassen. Durch eine kontrollierte Histaminausschüttung beugt MSM möglichen Entzündungen vor und macht den Gebrauch von Kortison oder sonstigen Antihistaminika in vielen Fällen unnötig.

MSM bei Sodbrennen und Magen-Darm-Erkrankungen

MSM reguliert den ph-Wert im Körper und beugt somit auch Sodbrennen und anderen Magenproblemen vor. Durch seine verdauungs- und entgiftungsfördernde Eigenschaft setzt es auch bei Verdauungsproblemen effektiv ein und wirkt gezielt bei Verstopfungen.

MSM im Sport

Eine ausreichende Bewegung ist nicht nur gesund für Körper und Geist, sondern beugt in vielen Fällen Erkrankungen des Herz-Kreislauf-Systems vor. Menschen, die regelmäßig Sport treiben, sind leistungsfähiger und somit fit für den täglichen Stress im Alltag. Ob Hobby- oder Leistungssportler, beim täglichen Training können jedoch auch Verletzungen, Zerrungen oder der bekannte

Muskelkater auftreten, die nicht nur Schmerzen, sondern in vielen Fällen eine Trainingspause nach sich ziehen.

Sportärzte und Therapeuten greifen hier immer häufiger auf eine Behandlung mit MSM-Präparaten zurück, die bei regelmäßiger Einnahme eine positive Wirkung auf überanstrengte Muskelpartien der Betroffenen haben.

Studien zufolge leiden Sportler, die regelmäßig MSM-Nahrungsergänzungsmittel einnehmen, seltener unter schmerzhaften Muskelverspannungen. Verletztes Muskelgewebe erholt sich schneller und erlaubt auch dem Leistungssportler das Training schneller wieder aufnehmen zu können.

Dieser Reparaturmechanismus, der durch die Einnahme von MSM beschleunigt wird, ist gerade im Leistungssport, ein wichtiger Pluspunkt, denn bereits erarbeitete Leistungserfolge können durch eine rechtzeitige Wiederaufnahme des Trainings weiter ausgebaut werden.

Durch seine entzündungshemmende Eigenschaft beugt MSM Verletzungen im Muskel- oder Gelenkbereich vor und wirkt sich gleichzeitig positiv auf das Immunsystem des Sportlers aus. Somit haben mögliche Infekte, die die Freude am Sport trüben könnten, praktisch keine Chance und werden rechtzeitig abgewehrt.

9 REZEPTIDEEN MIT HOHEM MSM-GEHALT

Eine vitaminreiche und ausgewogene Ernährung zählt neben ausreichend Bewegung zu den wichtigsten Bestandteilen der körperlichen Gesundheit eines jeden Menschen. Eine falsche Ernährung sowie Bewegungsmangel führen nicht nur zu Übergewicht, sondern kann lebensbedrohlichen Erkrankungen zufolge haben.

Wer sich gesund ernährt, ausreichend bewegt und einen gesunden Lebensstil praktiziert, verbessert das allgemeine körperliche und geistige Wohlbefinden.

Vegetarische Kochrezepte

Vegetarische Linsensuppe mit Tomaten: (eiweißreich)

Zutaten für 4 Personen:

- 250 g Linsen
- 2 große Zwiebeln
- 2 Knoblauchzehen
- 3 Tomaten
- 750 ml Gemüsebrühe
- Salz, Pfeffer, Chili, Rosmarin
- 400 ml Wasser

Zubereitung:

Linsen zunächst in die erwärmte Gemüsebrühe geben und 25 min leicht köcheln lassen. Knoblauchzehen und Zwiebeln klein schneiden und in etwas Olivenöl andünsten, Tomaten würfeln und hinzugeben und danach mit Salz, Pfeffer und etwas Chili würzen und ca. 5 min kochen lassen. Die Linsen-Gemüsebrühe mit etwas Wasser auffüllen und das Tomaten-, Knoblauch-, Zwiebel-Gemisch hinzufügen und ca. 15 min bei kleiner Flamme köcheln lassen. Zum Schluss etwas Rosmarin hinzugeben.

Kürbis-Kartoffel-Frittata

Zutaten für 2 Personen:

- 300 g Hokkaidokürbisse
- 300 g Kartoffeln
- 300 ml Gemüsebrühe
- 200 ml Milch
- 2 EL Olivenöl
- 3 Eier
- Salz, Pfeffer, frisch geriebener Muskat
- Frischer oder getrockneter Rosmarin
- Frisches oder tiefgekühltes Basilikum

Zubereitung:

Den Kürbis vierteln und mit einem Löffel die Kürbiskerne im Fruchtfleisch entfernen. Danach das benötigte Fruchtfleisch mit einem scharfen Messer entfernen. Für das Rezept wird etwa das Fleisch eines Kürbisviertels benötigt. Hokkaidokürbise müssen nicht geschält werden, da die Schale beim Kochen sehr weich wird. Nun die Kartoffeln schälen und in feine Scheiben schneiden. Hierzu eignet sich am besten ein Hobel.

Das Olivenöl in einer Pfanne erhitzen und den Rosmarin hinzugeben, kurz andünsten und dann das Kürbisfruchtfleisch und die Kartoffeln zufügen. Die Masse nun solange anbraten, bis sich eine braune Farbe auf den Zutaten bildet. Zwischendurch das Gemüse immer wieder wenden.

Anschließend die Gemüsebrühe und 100 ml Milch zugeben, kurz durchmischen und im geschlossen Topf bei mittlerer Hitze ca. 10 min köcheln lassen.

In der Zwischenzeit die restliche Milch mit den Eiern, Salz, Pfeffer und frischem Muskat zu einer lockeren Masse verquirlen. Hierzu eignet sich am besten ein Quirl oder Schneebesen. Anschließend die Eiermasse über das Kürbis-Kartoffel-Gemisch gießen und bei kleiner Flamme im geschlossenen Topf stocken lassen. Vor dem Verzehr mit frischen Kräutern bestreuen.

Asiatischer Nudelsalat mit Sojabohnen

Zutaten für 2 Personen:

- 150 g Sojabohnen
- 2 Portionen Nudeln
- 3 Tomaten
- ½ Gurke
- 1 Bund frischer Koriander
- 3 EL Sojasauce
- 1 EL Sesamöl
- 1 EL Limetten- oder Zitronensaft
- Salz, Pfeffer

Zubereitung:

Die Sojabohnen zunächst in Salzwasser ca. 10 Minuten kochen. In den letzten Minuten die Nudeln hinzugeben und mitkochen. Danach in ein Sieb abgießen und abtropfen lassen.

Tomaten und Gurken würfeln, Öl, Sojasauce und Limettensaft hinzufügen und mit Salz, Pfeffer und Koriander zu einer Marinade verarbeiten. Anschließend die gekochten Sojabohnen und Nudeln hinzugeben und vermischen.

Fischgerichte

Lachs-Spinat-Gratin

Zutaten für 2 Personen:

- 600 g Blattspinat
- 1 Zwiebel
- 400 g Lachsfilet
- 1 EL kaltgepresstes Sonnenblumenöl
- 1 EL Gemüsebrühe (Pulver)
- 4 EL Sahne
- 100 g Käse (Butterkäse)
- 1-2 Knoblauchzehen
- 1 TL Meersalz
- 2-3 EL Zitronensaft

Zubereitung:

Zunächst den Blattspinat waschen und blanchieren, anschließend in Stücke schneiden. Ca.80 ml des Wassers des blanchierten Spinats zurückbehalten. Zwiebel klein schneiden und in Öl andünsten, Blattspinat zufügen und mit Gemüsebrühe würzen. Sahne, Blanchierwasser und gepressten Knoblauch hinzugeben.

Lachsfilets salzen und mit Zitronensaft beträufeln. Eine Hälfte des Blattspinats in eine Auflaufform füllen. Lachsfilets darauflegen und anschließend mit dem Rest des Spinats bedecken. Käse in kleine Stücke schneiden und auf der Oberfläche verteilen. Das Ganze nun ca. 25 min bei 200 Grad gratinieren lassen.

Garnelenpfanne: (mit Zuckerschoten, Erbsen und Tomaten)

Zutaten für 4 Personen:

- 500 g geschälte Riesengarnelen
- 1 Bund Frühlingszwiebeln
- 1 grüne Chilischote
- 125 g Zuckerschoten
- 350 g Tomaten
- 250 g frische Erbsen oder 75 g tiefgekühlte Erbsen
- 2 EL Olivenöl
- 125 ml Gemüsebrühe

- Salz, Pfeffer, frische Minze

Zubereitung:

Garnelen aufschneiden und schwarze Darmfäden entfernen, danach waschen und abtropfen lassen. Die Frühlingszwiebeln putzen, waschen und in ca. 2 cm große Stücke schneiden. Die Chilischote waschen und längs in zwei Hälften schneiden. Zuckerschoten putzen, Enden entfernen und waschen. Tomaten waschen und anschließend in Würfel schneiden. Die frischen Erbsen aus den Hülsen entfernen, waschen und abtropfen lassen.

Das Olivenöl in einer großen Pfanne oder einem Wok heiß werden lassen und die Garnelen auf einer Seite gut anbraten lassen. Danach wenden und die Gemüsemischung hinzugeben.

Anschließend die Brühe hinzugeben und kurz aufkochen lassen. Mit Salz und Pfeffer abschmecken, abdecken und ca. 2 min kochen lassen. Zum Schluss einige Minzblätter auf der Garnelenpfanne verteilen.

Spaghetti mit Calamaretti und Kirschtomaten

Zutaten für 4 Personen:

- 500 g kleine Tintenfischfilets (küchenfertig)
- 1 rote Chilischote
- 4 Knoblauchzehen
- 400 g Kirschtomaten
- 400 g Spaghetti
- Salz, Pfeffer
- ½ Bund frische Petersilie
- 4 EL Olivenöl

Zubereitung:

Calamaretti putzen, waschen und trockentupfen. Chilischote waschen, putzen und in kleine Stücke zerhacken. Knoblauchzehen schälen und in dünne Scheiben schneiden. Kirschtomaten waschen und vierteln. Spaghetti in Salzwasser bissfest kochen. Frische Petersilie waschen und fein zerhacken. Öl erhitzen, Knoblauch und zerhackte Chilischote darin scharf anbraten, Calamaretti hinzugeben und auf beiden Seiten kurz anbraten. Danach die Kirschtomaten hinzufügen, kurz durchmischen und nochmals 1-2 Minuten braten lassen. Spaghetti hinzufügen und mit den übrigen Zutaten vermischen.

Auf einem Teller anrichten und mit Petersilie bestreuen.

Kartoffelpfanne mit Garnelen und Sauerampfer

Zutaten für 2 Personen:

- 400 g Kartoffeln
- 1 rote Zwiebel
- 125 g Kirschtomaten
- 25 g Sauerampfer
- 8 geschälte Garnelen
- Salz, Pfeffer, Chiliflocken
- 2 EL Olivenöl

Zubereitung:

Die Kartoffeln in Salzwasser kochen, pellen und abkühlen lassen. Die rote Zwiebel schälen und in dünne Ringe schneiden. Kirschtomaten waschen und halbieren. Den Sauerampfer waschen, putzen und fein zerhacken. Die Garnelen einschneiden und die schwarzen Darmfäden entfernen. Danach waschen und mit Salz, Pfeffer und Chiliflocken würzen. Die Hälfte des Olivenöls in einer Pfanne erhitzen und die Garnelen daran kurz auf beiden Seiten anbraten. Die angebratenen Garnelen aus der Pfanne nehmen, restliches Öl hinzufügen, Kartoffeln halbieren und gemeinsam mit den Zwiebelringen ca. 5 min braten, Kirschtomaten hinzugeben und eine weitere Minute kochen lassen.

Zum Schluss die gebratenen Garnelen hinzugeben und kurz

erhitzen. Sauerampfer hinzufügen und auf einem Teller anrichten.

Fleischgerichte

Gebratenes Lammfilet mit Tomaten, Spitzpaprika und Minze

Zutaten für 2 Personen:

- 1 Zwiebel
- 1 Knoblauchzehe
- 12 Kirschtomaten
- 3 grüne Spitzpaprika
- 2 EL Olivenöl
- 300 g Lammfilet
- Salz, Pfeffer, 2 TL eingelegter grüner Pfeffer
- 175 ml Gemüsebrühe
- ½ Zitrone
- 4 EL fettarmer Joghurt
- Frische Minze

Zubereitung:

Zwiebel und Knoblauch schälen und in feine Scheiben schneiden. Kirschtomaten und Spitzpaprika waschen und halbieren, anschließen den Spitzpaprika in ca. 2 cm breite Stücke schneiden. Lammfilets waschen und trockentupfen. Anschließend das Olivenöl in einer Pfanne heiß werden lassen und die Lammfilets darin ca. 4-5 min von beiden Seiten anbraten. Aus der Pfanne nehmen und auf einem, mit Alufolie abgedeckten Teller, zur Seite stellen und warmhalten. Danach Zwiebel-, Knoblauch- und Paprikastreifen in die Pfanne geben und unter Rühren ca. 1 Minute anbraten, Tomaten hinzugeben und eine weitere Minute in der Pfanne braten lassen.

Nun die Gemüsebrühe und den grünen Pfeffer hinzugeben und bei großer Flamme ca. 3 min aufkochen. In der Zwischenzeit die Zitrone auspressen und den Saft mit dem fettarmen Joghurt vermischen. Mit Salz und Pfeffer abschmecken und mit der feingehackten frischen Minze verfeinern.

Die angebratenen Lammfilets zu dem gedünsteten Gemüse hinzugeben und nochmals etwa eine Minute aufkochen lassen. Zum Schluss Filets und Gemüse auf einem Teller anrichten und mit dem Joghurt servieren.

Pichelsteiner Eintopf mit viel Gemüse und drei Fleischsorten

Zutaten für 6 Personen:

- 400 g Kartoffeln (festkochend)
- 5 große Karotten
- 5 große Zwiebeln
- 2 Knoblauchzehen

- 500 g Wirsing
- 200 g mageres Lammfleisch
- 200 g Schweinefleisch
- 150 g mageres Rindergulasch
- 2 EL Rapsöl
- 750 ml Gemüsebrühe
- Salz, Pfeffer
- 2 Zweige frischer Thymian, Rosmarin
- 2 Stile Majoran

Zubereitung:

Kartoffeln und Karotten schälen, waschen und anschließend in Scheiben schneiden. Zwiebeln und Knoblauch schälen und in feine Scheiben schneiden. Wirsing putzen, waschen und abtropfen lassen, danach in breite Scheiben schneiden. Alle 3 Fleischsorten in ca. 2 cm große Würfel schneiden. Das Öl in einem verschließbaren hohen ofenfesten Topf erhitzen und die Fleischwürfel darin von allen Seiten anbraten. Anschließend vom Feuer nehmen.

Danach 2/3 des Fleischs aus dem Topf nehmen und das bereits vorbereitete Gemüse hinzugeben. Mit Salz und Pfeffer würzen. Den Rest des Fleischs auf das Gemüse legen und nochmals mit Salz und Pfeffer abschmecken. Die Gemüsebrühe darüber gießen und mit den frischen Kräutern garnieren. Anschließend bei ca. 175 Grad für ca. 90 min im zugedeckten

Topf im Backofen garen lassen.

Carpaccio vom Rinderfilet mit Parmesan und Rucola und frischen Champignons

Zutaten für 4 Personen:

- 3 EL Olivenöl
- Salz, Pfeffer
- 400 g Rinderfilet
- 100 g frische Champignons
- ½ Zitrone
- 30 g grüne steinlose Oliven
- ½ Bund Rucola
- 35 g Parmesankäse

Zubereitung:

4 Teller mit Öl bepinseln und mit Salz und Pfeffer einstreuen. Das Rinderfilet in 16 gleich dicke Scheiben schneiden und anschließend die Scheiben einzeln zwischen Frischhalte- oder Gefrierbeutel mit dem Fleischklopfer flach klopfen. Auf jedem Teller jeweils 4 Carpaccio Scheiben auslegen. Die frischen Champignons putzen und in feine Scheiben schneiden.

Zitrone auspressen und den Saft mit Öl vermischen und anschließend mit Salz und Pfeffer abschmecken. Die grünen Oliven sowie Rucola in feine Stücke hacken und zu den

Champignons geben. Die Masse auf den Carpaccio-Scheiben verteilen, mit Salz und Pfeffer würzen und anschließend mit gehobeltem Parmesan garnieren.

18965786R00039

Printed in Poland
by Amazon Fulfillment
Poland Sp. z o.o., Wrocław